AF416365

Lfd. Nr.:_______________

Betreuung: ☐Schwangerschaft
              ☐Geburt
              ☐Wochenbett

Daten der Mutter

Name ________________________ Geb. Datum _______________

Anschrift____

Erreichbarkeit____

Versicherung ____

Nr. ____

Blutgruppe ____

Gynäkologe____

Medikamente/ Vorerkrankungen___________________________

____

____

❧ Bemerkungen: ❧

____

____

____

____

____

Schwangerschaft

ET _________________________   Mehrlinge ☐

Anzahl der Schwangerschaften (mit dieser) _________

Anzahl der Geburten _________

Besonderheiten/ Risiken:

____

____

____

❧ Bemerkungen: ❧

____

____

____

____

____

____

____

____

____

____

____

Geburtsort ________________________

☐ Krankenhaus ☐ Geburtshaus ☐ Hausgeburt

Anwesende Hebammen/ Ärzte ________________________

____

SSW + Tage ________________

Geburtsmodus ________________________

Kindslage ________________________

Episiotomie ________________________

Bemerkungen:

____

____

____

____

____

____

____

____

Name ______________________ Geschlecht m ☐ w ☐

Geburtsdatum ____________ Geburtszeit ____________

Körpergewicht ____________ Körperlänge ____________

Kopfumfang ____________ APGAR 1'/5'/10' ____________

PH-Wert ____________

Bemerkungen:

Daten der Mutter

Name ______________________ Geb. Datum ______________

Anschrift ____

Erreichbarkeit ____

Versicherung ____

Nr. ____

Blutgruppe ____

Gynäkologe ____

Medikamente/ Vorerkrankungen ____________________________

____

____

❧ Bemerkungen: ☙

____

____

____

____

____

Schwangerschaft

ET _______________________   Mehrlinge ☐

Anzahl der Schwangerschaften (mit dieser) _________

Anzahl der Geburten _________

Besonderheiten/ Risiken:

____

____

____

____

____

____

____

____

____

____

____

____

____

____

Geburtsort ________________________

☐ Krankenhaus   ☐ Geburtshaus   ☐ Hausgeburt

Anwesende Hebammen/ Ärzte ________________________

____

SSW + Tage ________________

Geburtsmodus ________________________

Kindslage ________________________

Episiotomie ________________________

Bemerkungen:

____

____

____

____

____

____

____

____

Name ___________________ Geschlecht m ☐ w ☐

Geburtsdatum ___________ Geburtszeit ___________

Körpergewicht ___________ Körperlänge ___________

Kopfumfang ___________ APGAR 1'/5'/10' ___________

PH-Wert ___________

Bemerkungen:

____

____

____

____

____

____

____

____

____

____

____

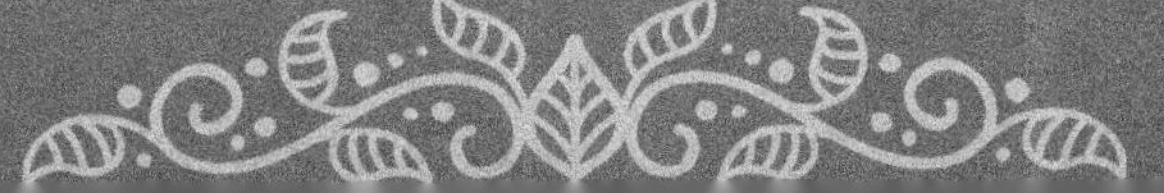

Lfd. Nr.: _______________

Betreuung: ☐ Schwangerschaft
☐ Geburt
☐ Wochenbett

Daten der Mutter

Name _________________________ Geb. Datum _____________

Anschrift ____

Erreichbarkeit _____________________________________

Versicherung ______________________________________

Nr. ____

Blutgruppe ____

Gynäkologe ____

Medikamente/ Vorerkrankungen ___________________

____

____

❧ Bemerkungen: ❧

____

____

____

____

____

Schwangerschaft

ET _________________________   Mehrlinge ☐

Anzahl der Schwangerschaften (mit dieser) _________

Anzahl der Geburten _________

Besonderheiten/ Risiken:

____

____

____

Bemerkungen:

____

____

____

____

____

____

____

____

____

____

Geburtsort ______________________

☐ Krankenhaus   ☐ Geburtshaus   ☐ Hausgeburt

Anwesende Hebammen/ Ärzte ______________________

____

SSW + Tage ______________________

Geburtsmodus ______________________

Kindslage ______________________

Episiotomie ______________________

Bemerkungen:

____

____

____

____

____

____

____

____

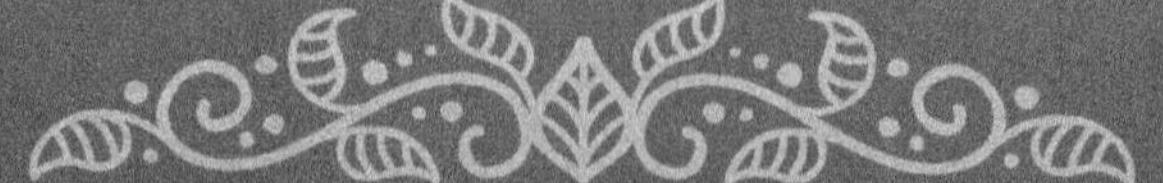

Name ________________________ Geschlecht m ☐ w ☐

Geburtsdatum ____________ Geburtszeit ____________

Körpergewicht ____________ Körperlänge ____________

Kopfumfang ____________ APGAR 1'/5'/10' ____________

PH-Wert ____________

Bemerkungen:

____

____

____

____

____

____

____

____

____

____

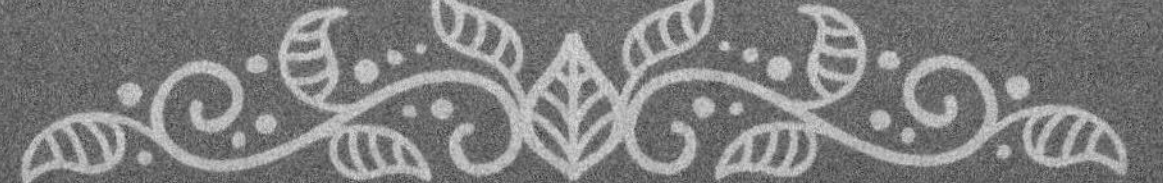

Betreuung: ☐ Schwangerschaft
            ☐ Geburt
            ☐ Wochenbett

Daten der Mutter

Name _____________________ Geb. Datum _____________

Anschrift ____

Erreichbarkeit ______________________________________

Versicherung ____

Nr. ____

Blutgruppe ____

Gynäkologe ____

Medikamente/ Vorerkrankungen _______________________

____

____

❧ Bemerkungen: ❧

____

____

____

____

____

____

Schwangerschaft

ET _________________________   Mehrlinge ☐

Anzahl der Schwangerschaften (mit dieser) _________

Anzahl der Geburten _________

Besonderheiten/ Risiken:

____

____

____

Bemerkungen:

____

____

____

____

____

____

____

____

____

____

Geburtsort _______________________

☐ Krankenhaus ☐ Geburtshaus ☐ Hausgeburt

Anwesende Hebammen/ Ärzte _______________________

____

SSW + Tage _______________________

Geburtsmodus _______________________

Kindslage _______________________

Episiotomie _______________________

____

____

____

____

____

____

____

____

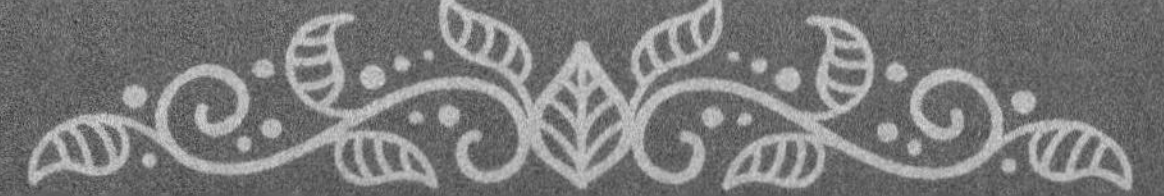

Kind

Name _________________________ Geschlecht m ☐ w ☐

Geburtsdatum ___________ Geburtszeit ___________

Körpergewicht ___________ Körperlänge ___________

Kopfumfang ___________ APGAR 1'/5'/10' ___________

PH-Wert ___________

Bemerkungen:

____

____

____

____

____

____

____

____

____

____

____

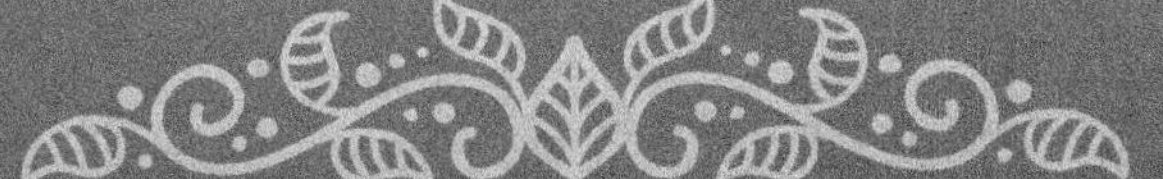

Schwangerschaft

ET _________________________   Mehrlinge ☐

Anzahl der Schwangerschaften (mit dieser) _________

Anzahl der Geburten _________

Besonderheiten/ Risiken:

____

____

____

Bemerkungen:

____

____

____

____

____

____

____

____

____

____

Geburtsort _______________________

☐ Krankenhaus   ☐ Geburtshaus   ☐ Hausgeburt

Anwesende Hebammen/ Ärzte _______________________

____

SSW + Tage _______________________

Geburtsmodus _______________________

Kindslage _______________________

Episiotomie _______________________

____

____

____

____

____

____

____

____

____

Name _________________________ Geschlecht m ☐ w ☐

Geburtsdatum _____________ Geburtszeit _____________

Körpergewicht _____________ Körperlänge _____________

Kopfumfang _____________ APGAR 1'/5'/10' _____________

PH-Wert _____________

Bemerkungen:

____

____

____

____

____

____

____

____

____

____

____

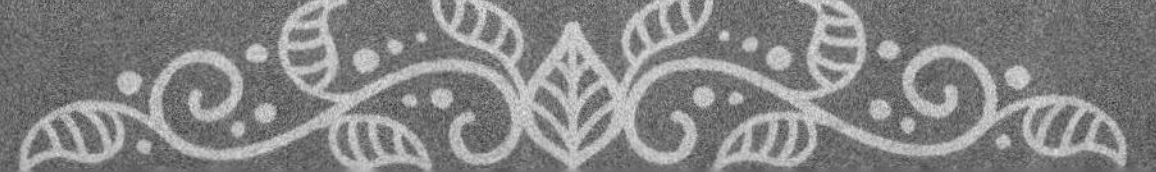

Betreuung: ☐ Schwangerschaft
☐ Geburt
☐ Wochenbett

Daten der Mutter

Name _______________________ Geb. Datum _______________

Anschrift ____

Erreichbarkeit ____

Versicherung ____

Nr. ____

Blutgruppe ____

Gynäkologe ____

Medikamente/ Vorerkrankungen ___________________________

____

____

❧ Bemerkungen: ❧

____

____

____

____

____

Schwangerschaft

ET ________________________   Mehrlinge ☐

Anzahl der Schwangerschaften (mit dieser) ________

Anzahl der Geburten ________

Besonderheiten/ Risiken:

____

____

____

Bemerkungen:

____

____

____

____

____

____

____

____

____

____

____

____

____

Geburtsort _______________________

☐ Krankenhaus   ☐ Geburtshaus   ☐ Hausgeburt

Anwesende Hebammen/ Ärzte _______________________

____

SSW + Tage _______________________

Geburtsmodus _______________________

Kindslage _______________________

Episiotomie _______________________

Bemerkungen:

____

____

____

____

____

____

____

____

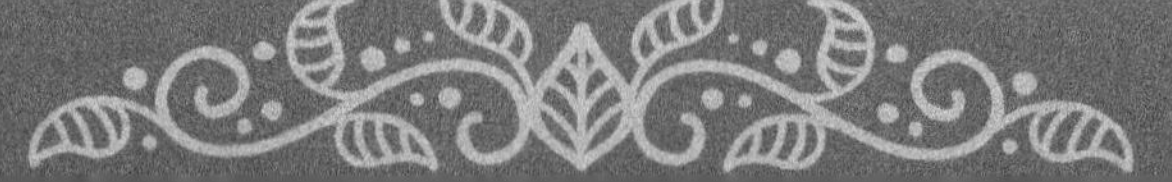

Name _________________________ Geschlecht m ☐ w ☐

Geburtsdatum ____________ Geburtszeit ____________

Körpergewicht ____________ Körperlänge ____________

Kopfumfang ____________ APGAR 1'/5'/10' ____________

PH-Wert ____________

Bemerkungen:

____

____

____

____

____

____

____

____

____

____

Betreuung: ☐ Schwangerschaft
            ☐ Geburt
            ☐ Wochenbett

Daten der Mutter

Name _______________________ Geb. Datum _______________

Anschrift ____

Erreichbarkeit ____

Versicherung ____

Nr. ____

Blutgruppe ____

Gynäkologe ____

Medikamente/ Vorerkrankungen __________________________

____

____

❧ Bemerkungen: ❧

____

____

____

____

Schwangerschaft

ET ________________________   Mehrlinge ☐

Anzahl der Schwangerschaften (mit dieser) ________

Anzahl der Geburten ________

Besonderheiten/ Risiken:

____

____

____

Bemerkungen:

Geburtsort _______________________

☐ Krankenhaus   ☐ Geburtshaus   ☐ Hausgeburt

Anwesende Hebammen/ Ärzte _______________________

____

SSW + Tage _______________________

Geburtsmodus _______________________

Kindslage _______________________

Episiotomie _______________________

Bemerkungen:

____

____

____

____

____

____

____

____

Kind

Name ___________________ Geschlecht m ☐ w ☐

Geburtsdatum ___________ Geburtszeit ___________

Körpergewicht ___________ Körperlänge ___________

Kopfumfang ___________ APGAR 1'/5'/10' ___________

PH-Wert ___________

Bemerkungen:

____

____

____

____

____

____

____

____

____

____

____

____

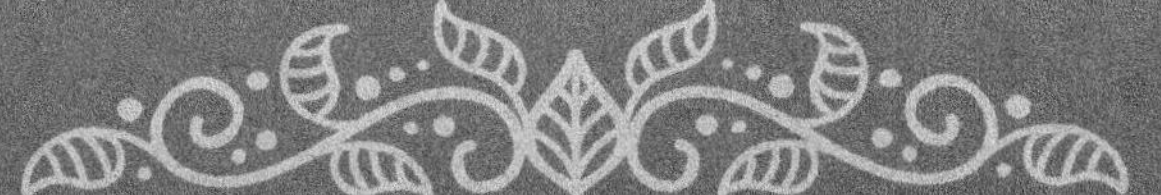

Daten der Mutter

Name _____________________   Geb. Datum _____________

Anschrift ____

Erreichbarkeit ____________________________________

Versicherung _____________________________________

Nr. ____

Blutgruppe _______________________________________

Gynäkologe _______________________________________

Medikamente/ Vorerkrankungen____________________

____

____

Bemerkungen:

____

____

____

____

____

ET _______________________   Mehrlinge ☐

Anzahl der Schwangerschaften (mit dieser) _________

Anzahl der Geburten _________

Besonderheiten/ Risiken:

____

____

____

❧ Bemerkungen: ❧

____

____

____

____

____

____

____

____

____

____

Geburtsort _______________________

☐ Krankenhaus   ☐ Geburtshaus   ☐ Hausgeburt

Anwesende Hebammen/ Ärzte _______________________

____

SSW + Tage _______________

Geburtsmodus _______________________

Kindslage _______________________

Episiotomie _______________________

Bemerkungen:

____

____

____

____

____

____

____

____

____

Name _________________________   Geschlecht   m ☐   w ☐

Geburtsdatum _____________   Geburtszeit _______________

Körpergewicht _____________   Körperlänge _______________

Kopfumfang _____________   APGAR 1'/5'/10' _______________

PH-Wert _____________

Bemerkungen:

____

____

____

____

____

____

____

____

____

____

____

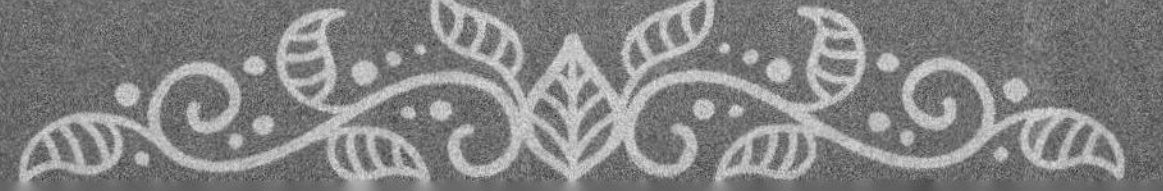

Schwangerschaft

ET ________________________ Mehrlinge ☐

Anzahl der Schwangerschaften (mit dieser) ________

Anzahl der Geburten ________

Besonderheiten/ Risiken:

____

____

____

❧ Bemerkungen: ❧

____

____

____

____

____

____

____

____

____

____

____

Geburtsort _______________________

☐ Krankenhaus ☐ Geburtshaus ☐ Hausgeburt

Anwesende Hebammen/ Ärzte _______________________

____

SSW + Tage _______________________

Geburtsmodus _______________________

Kindslage _______________________

Episiotomie _______________________

Bemerkungen:

____

____

____

____

____

____

____

____

____

Name ______________________ Geschlecht m ☐ w ☐

Geburtsdatum ___________ Geburtszeit ____________

Körpergewicht ___________ Körperlänge ____________

Kopfumfang ___________ APGAR 1'/5'/10' ____________

PH-Wert ___________

Bemerkungen:

____

____

____

____

____

____

____

____

____

____

____

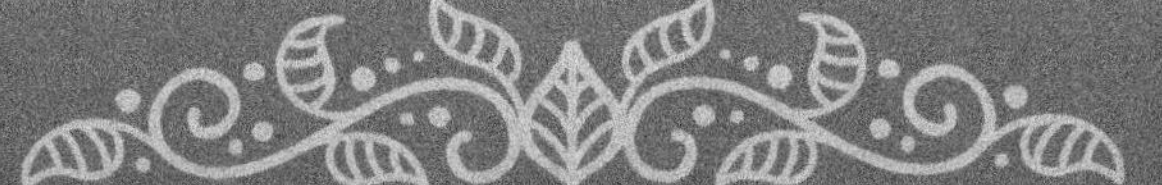

Schwangerschaft

ET _______________   Mehrlinge ☐

Anzahl der Schwangerschaften (mit dieser) _______

Anzahl der Geburten _______

Besonderheiten/ Risiken:

____

____

____

❧ Bemerkungen: ❧

____

____

____

____

____

____

____

____

____

____

Entbindung

Geburtsort _______________________
☐ Krankenhaus   ☐ Geburtshaus   ☐ Hausgeburt

Anwesende Hebammen/ Ärzte _______________________

____

SSW + Tage _______________________

Geburtsmodus _______________________

Kindslage _______________________

Episiotomie _______________________

Bemerkungen:

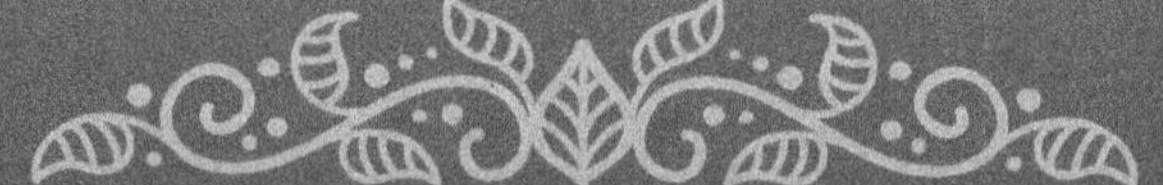

Kind

Name _________________________   Geschlecht   m ☐   w ☐

Geburtsdatum _________   Geburtszeit _________

Körpergewicht _________   Körperlänge _________

Kopfumfang _________   APGAR 1'/5'/10' _________

PH-Wert _________

Bemerkungen:

____

____

____

____

____

____

____

____

____

____

____

Lfd. Nr.: _______________

Betreuung: ☐ Schwangerschaft
☐ Geburt
☐ Wochenbett

Daten der Mutter

Name _____________________ Geb. Datum _______________

Anschrift ____

Erreichbarkeit ____________________________________

Versicherung ______________________________________

Nr. ____

Blutgruppe ____

Gynäkologe ____

Medikamente/ Vorerkrankungen _____________________

____

____

❧ Bemerkungen: ❧

____

____

____

____

____

Schwangerschaft

ET _________________________   Mehrlinge ☐

Anzahl der Schwangerschaften (mit dieser) _________

Anzahl der Geburten _________

Besonderheiten/ Risiken:

____

____

____

Bemerkungen:

Entbindung

Geburtsort _______________________

☐ Krankenhaus ☐ Geburtshaus ☐ Hausgeburt

Anwesende Hebammen/ Ärzte _______________________

____

SSW + Tage _______________________

Geburtsmodus _______________________

Kindslage _______________________

Episiotomie _______________________

Bemerkungen:

____

____

____

____

____

____

____

____

____

Name _______________________ Geschlecht m ☐ w ☐

Geburtsdatum ___________ Geburtszeit ___________

Körpergewicht ___________ Körperlänge ___________

Kopfumfang ___________ APGAR 1'/5'/10' ___________

PH-Wert ___________

Bemerkungen:

____

____

____

____

____

____

____

____

____

____

____

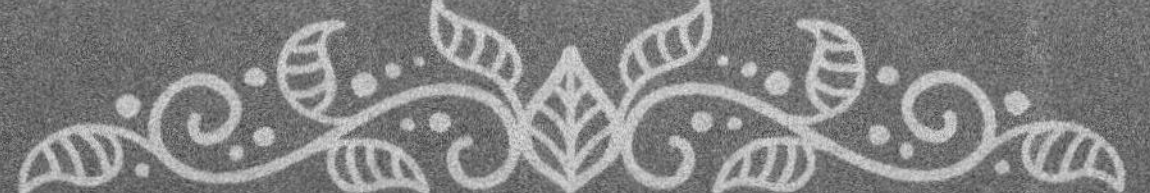

Daten der Mutter

Name ___________________________ Geb. Datum ___________

Anschrift ____

Erreichbarkeit ____

Versicherung ____

Nr. ____

Blutgruppe ____

Gynäkologe ____

Medikamente/ Vorerkrankungen ___________________________

____

____

❧ Bemerkungen: ❧

____

____

____

____

____

Schwangerschaft

ET _______________________   Mehrlinge ☐

Anzahl der Schwangerschaften (mit dieser) _______

Anzahl der Geburten _______

Besonderheiten/ Risiken:

____

____

____

Bemerkungen:

____

____

____

____

____

____

____

____

____

____

Entbindung

Geburtsort _______________________

☐ Krankenhaus   ☐ Geburtshaus   ☐ Hausgeburt

Anwesende Hebammen/ Ärzte _______________________

____

SSW + Tage _______________________

Geburtsmodus _______________________

Kindslage _______________________

Episiotomie _______________________

Bemerkungen:

____

____

____

____

____

____

____

____

Kind

Name ______________________ Geschlecht m ☐ w ☐

Geburtsdatum ____________ Geburtszeit ____________

Körpergewicht ____________ Körperlänge ____________

Kopfumfang ____________ APGAR 1'/5'/10' ____________

PH-Wert ____________

Bemerkungen:

____

____

____

____

____

____

____

____

____

____

____

____

Lfd. Nr.: _______________

Betreuung: ☐ Schwangerschaft
            ☐ Geburt
            ☐ Wochenbett

Daten der Mutter

Name _________________________ Geb. Datum _______________

Anschrift ____

Erreichbarkeit ____

Versicherung ____

Nr. ____

Blutgruppe ____

Gynäkologe ____

Medikamente/ Vorerkrankungen _________________________

____

____

Bemerkungen:

____

____

____

____

____

Schwangerschaft

ET _______________   Mehrlinge ☐

Anzahl der Schwangerschaften (mit dieser) _______

Anzahl der Geburten _______

Besonderheiten/ Risiken:

____

____

____

❧ Bemerkungen: ❧

____

____

____

____

____

____

____

____

____

____

Entbindung

Geburtsort ______________________

☐ Krankenhaus ☐ Geburtshaus ☐ Hausgeburt

Anwesende Hebammen/ Ärzte ______________________

____

SSW + Tage ______________________

Geburtsmodus ______________________

Kindslage ______________________

Episiotomie ______________________

Bemerkungen:

____

____

____

____

____

____

____

____

____

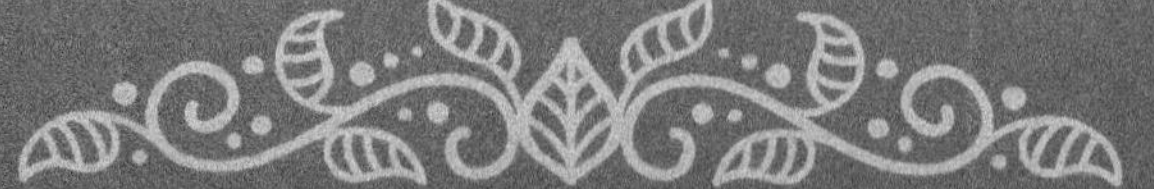

Name _______________________   Geschlecht   m ☐   w ☐

Geburtsdatum ___________   Geburtszeit ______________

Körpergewicht ___________   Körperlänge ______________

Kopfumfang ___________   APGAR 1'/5'/10' __________

PH-Wert ___________

Bemerkungen:

____

____

____

____

____

____

____

____

____

____

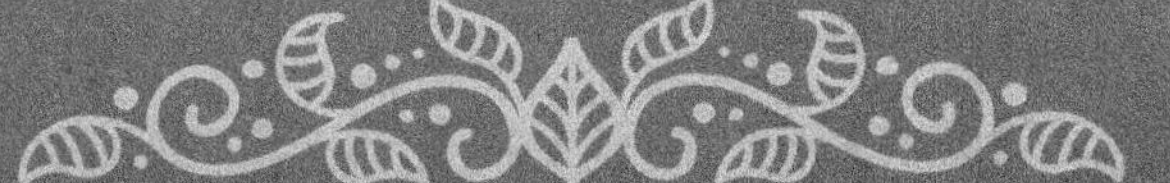

Lfd. Nr.: _____________

Betreuung: ☐ Schwangerschaft
            ☐ Geburt
            ☐ Wochenbett

Daten der Mutter

Name _____________________ Geb. Datum _____________

Anschrift ____

Erreichbarkeit ____________________________________

Versicherung ______________________________________

Nr. ____

Blutgruppe ____

Gynäkologe ____

Medikamente/ Vorerkrankungen ______________________

____

____

Bemerkungen:

____

____

____

____

____

Schwangerschaft

ET ______________________   Mehrlinge ☐

Anzahl der Schwangerschaften (mit dieser) __________

Anzahl der Geburten __________

Besonderheiten/ Risiken:

____

____

____

Bemerkungen:

____

____

____

____

____

____

____

____

____

____

Geburtsort ____________________

☐ Krankenhaus ☐ Geburtshaus ☐ Hausgeburt

Anwesende Hebammen/ Ärzte ____________________

____

SSW + Tage ____________________

Geburtsmodus ____________________

Kindslage ____________________

Episiotomie ____________________

Bemerkungen:

____

____

____

____

____

____

____

____

____

____

Name ______________________ Geschlecht m ☐ w ☐

Geburtsdatum ____________ Geburtszeit ____________

Körpergewicht ____________ Körperlänge ____________

Kopfumfang ____________ APGAR 1'/5'/10' ____________

PH-Wert ____________

Bemerkungen:

____

____

____

____

____

____

____

____

____

____

____

____

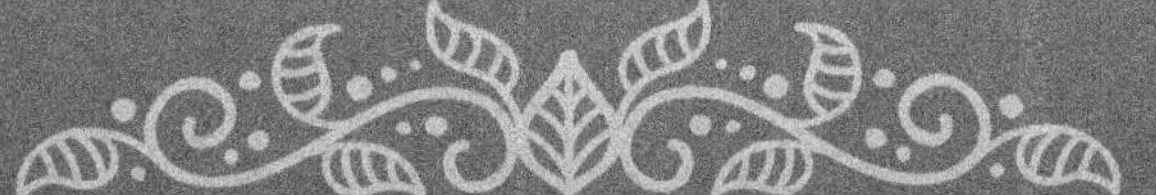

Daten der Mutter

Name ______________________ Geb. Datum ______________

Anschrift ____

Erreichbarkeit ____________________________________

Versicherung ______________________________________

Nr. ____

Blutgruppe ____

Gynäkologe ____

Medikamente/ Vorerkrankungen ____________________

____

____

❧ Bemerkungen: ❧

____

____

____

____

____

ET _________________________   Mehrlinge ☐

Anzahl der Schwangerschaften (mit dieser) _________

Anzahl der Geburten _________

Besonderheiten/ Risiken:

____

____

____

❧ Bemerkungen: ❧

Geburtsort ______________________

☐ Krankenhaus   ☐ Geburtshaus   ☐ Hausgeburt

Anwesende Hebammen/ Ärzte ______________________

____

SSW + Tage ______________________

Geburtsmodus ______________________

Kindslage ______________________

Episiotomie ______________________

Bemerkungen:

____

____

____

____

____

____

____

____

Name _____________________ Geschlecht m ☐ w ☐

Geburtsdatum _____________ Geburtszeit _____________

Körpergewicht _____________ Körperlänge _____________

Kopfumfang _____________ APGAR 1'/5'/10' _____________

PH-Wert _____________

Bemerkungen:

____

____

____

____

____

____

____

____

____

____

____

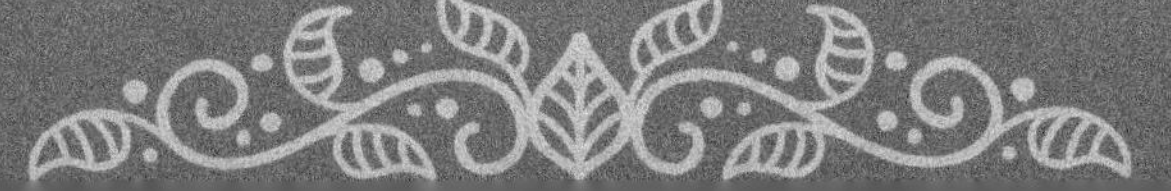

Lfd. Nr.: _______________

Betreuung: ☐ Schwangerschaft
          ☐ Geburt
          ☐ Wochenbett

Daten der Mutter

Name _______________________ Geb. Datum _______________

Anschrift ____

Erreichbarkeit ____

Versicherung ____

Nr. ____

Blutgruppe ____

Gynäkologe ____

Medikamente/ Vorerkrankungen _____________________________

____

____

❧ Bemerkungen: ❧

____

____

____

____

____

Schwangerschaft

ET _______________________   Mehrlinge ☐

Anzahl der Schwangerschaften (mit dieser) _________

Anzahl der Geburten   _________

Besonderheiten/ Risiken:

____

____

____

Bemerkungen:

____

____

____

____

____

____

____

____

____

____

Geburtsort ___________________

☐ Krankenhaus   ☐ Geburtshaus   ☐ Hausgeburt

Anwesende Hebammen/ Ärzte ___________________

____

SSW + Tage   ___________________

Geburtsmodus ___________________

Kindslage   ___________________

Episiotomie   ___________________

Bemerkungen:

____

____

____

____

____

____

____

____

Name ______________________ Geschlecht m ☐ w ☐

Geburtsdatum ____________ Geburtszeit ____________

Körpergewicht ____________ Körperlänge ____________

Kopfumfang ____________ APGAR 1'/5'/10' ____________

PH-Wert ____________

Bemerkungen:

____

____

____

____

____

____

____

____

____

____

____

____

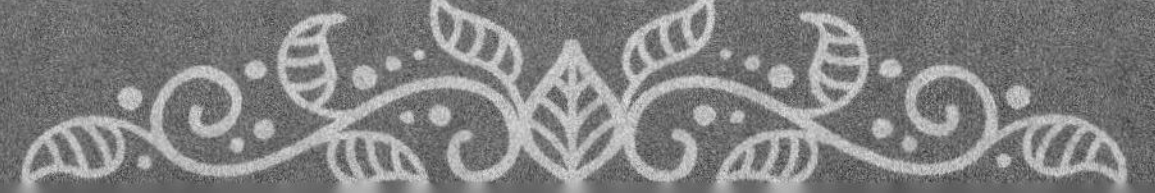

Lfd. Nr.: _______________

Betreuung: ☐ Schwangerschaft
             ☐ Geburt
             ☐ Wochenbett

Daten der Mutter

Name _______________________   Geb. Datum _______________

Anschrift ____

Erreichbarkeit ____

Versicherung ____

Nr. ____

Blutgruppe ____

Gynäkologe ____

Medikamente/ Vorerkrankungen _____________________________

____

____

Bemerkungen:

____

____

____

____

____

Schwangerschaft

ET ________________________   Mehrlinge ☐

· Anzahl der Schwangerschaften (mit dieser)   ________

Anzahl der Geburten   ________

Besonderheiten/ Risiken:

____

____

____

Bemerkungen:

____

____

____

____

____

____

____

____

____

____

____

Geburtsort ___________________________
☐ Krankenhaus   ☐ Geburtshaus   ☐ Hausgeburt

Anwesende Hebammen/ Ärzte ___________________________

____

SSW + Tage   ___________________________

Geburtsmodus ___________________________

Kindslage   ___________________________

Episiotomie   ___________________________

____

____

____

____

____

____

____

____

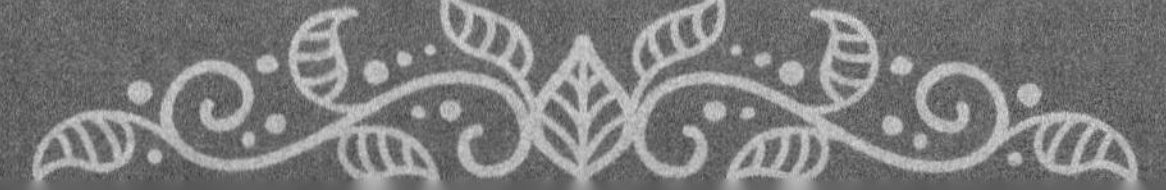

Name ______________________ Geschlecht m ☐ w ☐

Geburtsdatum ____________ Geburtszeit ____________

Körpergewicht ____________ Körperlänge ____________

Kopfumfang ____________ APGAR 1'/5'/10' ____________

PH-Wert ____________

Bemerkungen:

____

____

____

____

____

____

____

____

____

____

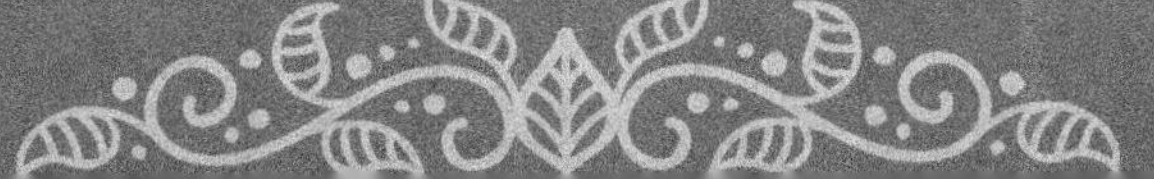

Lfd. Nr.: ___________

Betreuung: ☐ Schwangerschaft
              ☐ Geburt
              ☐ Wochenbett

Daten der Mutter

Name ____________________ Geb. Datum ___________

Anschrift ____

Erreichbarkeit __________________________________

Versicherung ____________________________________

Nr. ____

Blutgruppe ______________________________________

Gynäkologe ______________________________________

Medikamente/ Vorerkrankungen __________________

____

____

Bemerkungen:

Schwangerschaft

ET _________________________   Mehrlinge ☐

Anzahl der Schwangerschaften (mit dieser) _________

Anzahl der Geburten _________

Besonderheiten/ Risiken:

____

____

____

Bemerkungen:

____

____

____

____

____

____

____

____

____

____

____

Geburtsort _______________________

☐ Krankenhaus ☐ Geburtshaus ☐ Hausgeburt

Anwesende Hebammen/ Ärzte _______________________

____

SSW + Tage _______________________

Geburtsmodus _______________________

Kindslage _______________________

Episiotomie _______________________

Bemerkungen:

____

____

____

____

____

____

____

____

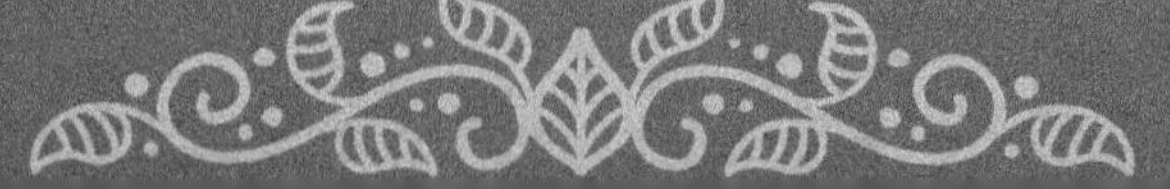

Name _________________________ Geschlecht m ☐ w ☐

Geburtsdatum _____________ Geburtszeit _____________

Körpergewicht _____________ Körperlänge _____________

Kopfumfang _____________ APGAR 1'/5'/10' _____________

PH-Wert _____________

Bemerkungen:

____

____

____

____

____

____

____

____

____

____

____

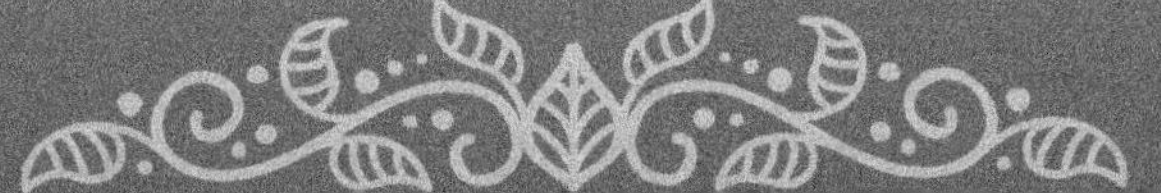

Betreuung: ☐ Schwangerschaft
            ☐ Geburt
            ☐ Wochenbett

Daten der Mutter

Name _________________________ Geb. Datum ______________

Anschrift ____

Erreichbarkeit ____

Versicherung ____

Nr. ____

Blutgruppe ____

Gynäkologe ____

Medikamente/ Vorerkrankungen ____________________________

____

____

❧ Bemerkungen: ❧

____

____

____

____

____

Schwangerschaft

ET _______________ Mehrlinge ☐

Anzahl der Schwangerschaften (mit dieser) _______

Anzahl der Geburten _______

Besonderheiten/ Risiken:

____

____

____

Bemerkungen:

____

____

____

____

____

____

____

____

____

____

Entbindung

Geburtsort ______________________________

☐ Krankenhaus ☐ Geburtshaus ☐ Hausgeburt

Anwesende Hebammen/ Ärzte ______________________________

____

SSW + Tage ______________________________

Geburtsmodus ______________________________

Kindslage ______________________________

Episiotomie ______________________________

Bemerkungen:

____

____

____

____

____

____

____

____

Name ________________________ Geschlecht   m ☐   w ☐

Geburtsdatum _____________ Geburtszeit _____________

Körpergewicht _____________ Körperlänge _____________

Kopfumfang _____________ APGAR 1'/5'/10' _____________

PH-Wert _____________

Bemerkungen:

____

____

____

____

____

____

____

____

____

____

____

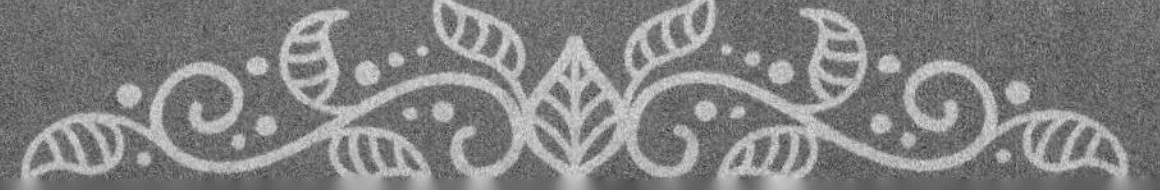

Schwangerschaft

ET _______________________   Mehrlinge ☐

Anzahl der Schwangerschaften (mit dieser) _________

Anzahl der Geburten _________

Besonderheiten/ Risiken:

____

____

____

Bemerkungen:

____

____

____

____

____

____

____

____

____

____

Entbindung

Geburtsort _______________________

☐ Krankenhaus   ☐ Geburtshaus   ☐ Hausgeburt

Anwesende Hebammen/ Ärzte _______________________

____

SSW + Tage   _______________________

Geburtsmodus _______________________

Kindslage   _______________________

Episiotomie   _______________________

Bemerkungen:

____

____

____

____

____

____

____

____

____

____

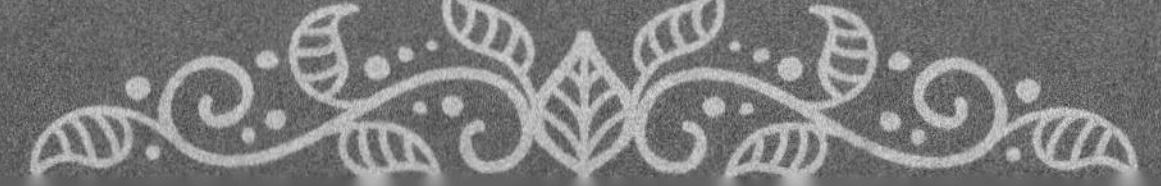

Name _______________________ Geschlecht m ☐ w ☐

Geburtsdatum ___________ Geburtszeit ___________

Körpergewicht ___________ Körperlänge ___________

Kopfumfang ___________ APGAR 1'/5'/10' ___________

PH-Wert ___________

Bemerkungen:

____

____

____

____

____

____

____

____

____

____

____

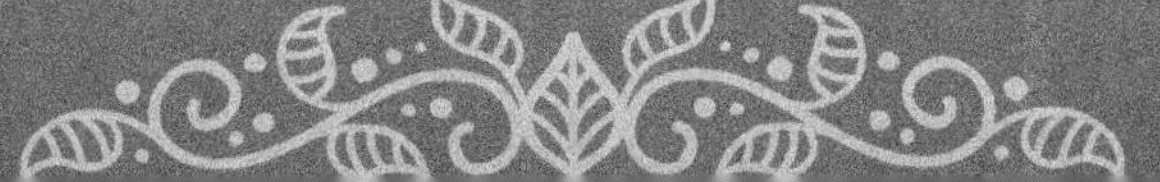

Betreuung: ☐ Schwangerschaft
            ☐ Geburt
            ☐ Wochenbett

Daten der Mutter

Name _______________________ Geb. Datum _______________

Anschrift ____

Erreichbarkeit ____

Versicherung ____

Nr. ____

Blutgruppe ____

Gynäkologe ____

Medikamente/ Vorerkrankungen ____________________________

____

____

❧ Bemerkungen: ❧

____

____

____

____

____

Schwangerschaft

ET _________________________   Mehrlinge ☐

Anzahl der Schwangerschaften (mit dieser) _________

Anzahl der Geburten _________

Besonderheiten/ Risiken:

____

____

____

Bemerkungen:

____

____

____

____

____

____

____

____

____

____

Geburtsort _______________________

☐ Krankenhaus   ☐ Geburtshaus   ☐ Hausgeburt

Anwesende Hebammen/ Ärzte _______________________

____

SSW + Tage _______________________

Geburtsmodus _______________________

Kindslage _______________________

Episiotomie _______________________

____

____

____

____

____

____

____

____

Name ___________________________ Geschlecht m ☐ w ☐

Geburtsdatum ____________ Geburtszeit ________________

Körpergewicht ___________ Körperlänge ______________

Kopfumfang ____________ APGAR 1'/5'/10' ____________

PH-Wert ____________

Bemerkungen:

____

____

____

____

____

____

____

____

____

____

____

Betreuung: ☐Schwangerschaft
☐Geburt
☐Wochenbett

Daten der Mutter

Name ________________________ Geb. Datum ____________

Anschrift ____

Erreichbarkeit ____________________________________

Versicherung ______________________________________

Nr. ____

Blutgruppe ____

Gynäkologe ____

Medikamente/ Vorerkrankungen ______________________

____

____

❧ Bemerkungen: ❧

____

____

____

____

____

Schwangerschaft

ET ________________________   Mehrlinge ☐

Anzahl der Schwangerschaften (mit dieser) ________

Anzahl der Geburten ________

Besonderheiten/ Risiken:

____

____

____

❧ Bemerkungen: ❧

____

____

____

____

____

____

____

____

____

____

Geburtsort _______________________

☐ Krankenhaus   ☐ Geburtshaus   ☐ Hausgeburt

Anwesende Hebammen/ Ärzte _______________________

____

SSW + Tage   _______________________

Geburtsmodus _______________________

Kindslage _______________________

Episiotomie _______________________

Bemerkungen:

____

____

____

____

____

____

____

____

____

Name _________________________ Geschlecht   m ☐ w ☐

Geburtsdatum ___________ Geburtszeit ___________

Körpergewicht ___________ Körperlänge ___________

Kopfumfang ___________ APGAR 1'/5'/10' ___________

PH-Wert ___________

Bemerkungen:

____

____

____

____

____

____

____

____

____

____

____

Lfd. Nr.: _______________

Betreuung: ☐ Schwangerschaft
            ☐ Geburt
            ☐ Wochenbett

Daten der Mutter

Name _____________________ Geb. Datum _____________

Anschrift ____

Erreichbarkeit ____________________________________

Versicherung ______________________________________

Nr. ____

Blutgruppe ____

Gynäkologe ____

Medikamente/ Vorerkrankungen ______________________

____

____

Bemerkungen:

____

____

____

____

____

____

Schwangerschaft

ET _________________________   Mehrlinge ☐

Anzahl der Schwangerschaften (mit dieser) _________

Anzahl der Geburten   _________

Besonderheiten/ Risiken:

____
____
____

Bemerkungen:

____
____
____
____
____
____
____
____
____
____

Geburtsort _______________________

☐ Krankenhaus   ☐ Geburtshaus   ☐ Hausgeburt

Anwesende Hebammen/ Ärzte _______________________

____

SSW + Tage _______________________

Geburtsmodus _______________________

Kindslage _______________________

Episiotomie _______________________

Bemerkungen:

____

____

____

____

____

____

____

____

____

Name _________________________ Geschlecht   m ☐   w ☐

Geburtsdatum ___________ Geburtszeit ___________

Körpergewicht ___________ Körperlänge ___________

Kopfumfang ___________ APGAR 1'/5'/10' ___________

PH-Wert ___________

Bemerkungen:

____

____

____

____

____

____

____

____

____

____

____

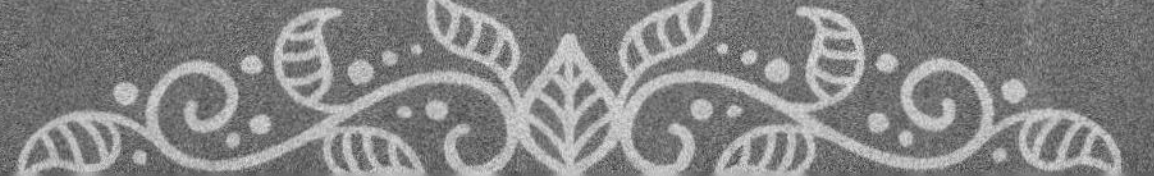

Schwangerschaft

ET _________________________   Mehrlinge ☐

Anzahl der Schwangerschaften (mit dieser) _________

Anzahl der Geburten _________

Besonderheiten/ Risiken:

____

____

____

Bemerkungen:

Entbindung

Geburtsort _______________________

☐ Krankenhaus ☐ Geburtshaus ☐ Hausgeburt

Anwesende Hebammen/ Ärzte _______________________

____

SSW + Tage _______________________

Geburtsmodus _______________________

Kindslage _______________________

Episiotomie _______________________

Bemerkungen:

____

____

____

____

____

____

____

____

Name ______________________ Geschlecht m ☐ w ☐

Geburtsdatum ____________ Geburtszeit ____________

Körpergewicht ____________ Körperlänge ____________

Kopfumfang ____________ APGAR 1'/5'/10' ____________

PH-Wert ____________

Bemerkungen:

____

____

____

____

____

____

____

____

____

____

____

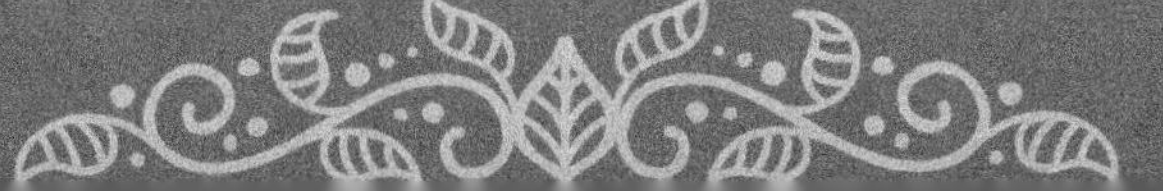

Lfd. Nr.: _______________

Betreuung: ☐Schwangerschaft
            ☐Geburt
            ☐Wochenbett

Daten der Mutter

Name _______________________ Geb. Datum _______________

Anschrift ____

Erreichbarkeit ____

Versicherung ____

Nr. ____

Blutgruppe ____

Gynäkologe ____

Medikamente/ Vorerkrankungen ____________________________

____

____

❧ Bemerkungen: ❧

____

____

____

____

____

ET __________________________   Mehrlinge ☐

Anzahl der Schwangerschaften (mit dieser) __________

Anzahl der Geburten __________

Besonderheiten/ Risiken:

____

____

____

Bemerkungen:

____

____

____

____

____

____

____

____

____

____

____

____

Entbindung

Geburtsort _______________________

☐ Krankenhaus ☐ Geburtshaus ☐ Hausgeburt

Anwesende Hebammen/ Ärzte _______________________

____

SSW + Tage _______________________

Geburtsmodus _______________________

Kindslage _______________________

Episiotomie _______________________

Bemerkungen:

____

____

____

____

____

____

____

____

____

Name _________________________ Geschlecht   m ☐   w ☐

Geburtsdatum ___________ Geburtszeit ___________

Körpergewicht ___________ Körperlänge ___________

Kopfumfang ___________ APGAR 1'/5'/10' ___________

PH-Wert ___________

Bemerkungen:

____

____

____

____

____

____

____

____

____

____

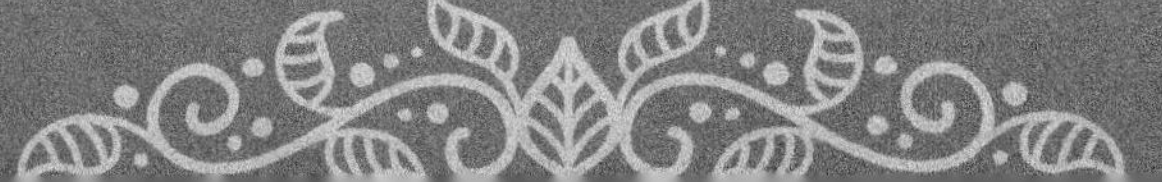

Lfd. Nr.: _______________

Betreuung: ☐ Schwangerschaft
☐ Geburt
☐ Wochenbett

Daten der Mutter

Name ____________________ Geb. Datum ____________

Anschrift ____

Erreichbarkeit __________________________________

Versicherung ____________________________________

Nr. ____

Blutgruppe ______________________________________

Gynäkologe ______________________________________

Medikamente/ Vorerkrankungen ___________________

____

____

❧ Bemerkungen: ❧

____

____

____

____

____

____

Schwangerschaft

ET _________________________   Mehrlinge ☐

Anzahl der Schwangerschaften (mit dieser) _________

Anzahl der Geburten   _________

Besonderheiten/ Risiken:

____

____

____

Bemerkungen:

____

____

____

____

____

____

____

____

____

____

Geburtsort ________________________

☐ Krankenhaus   ☐ Geburtshaus   ☐ Hausgeburt

Anwesende Hebammen/ Ärzte ________________________

____

SSW + Tage ________________

Geburtsmodus ________________________

Kindslage ________________________

Episiotomie ________________________

Bemerkungen:

____

____

____

____

____

____

____

____

Kind

Name ________________________ Geschlecht   m ☐   w ☐

Geburtsdatum ____________ Geburtszeit ____________

Körpergewicht ____________ Körperlänge ____________

Kopfumfang ____________ APGAR 1'/5'/10' ____________

PH-Wert ____________

Bemerkungen:

____

____

____

____

____

____

____

____

____

____

____

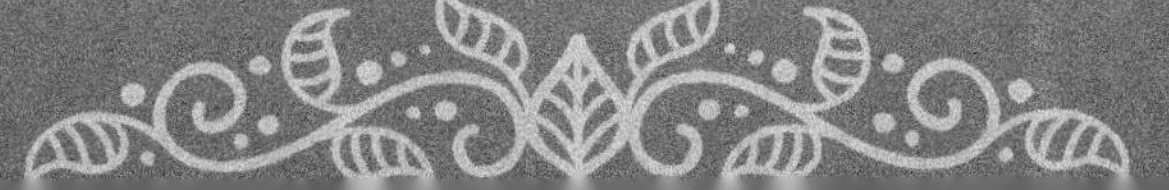

Betreuung: ☐Schwangerschaft
☐Geburt
☐Wochenbett

Daten der Mutter

Name ________________________ Geb. Datum ________________

Anschrift ____

Erreichbarkeit ____

Versicherung ____

Nr. ____

Blutgruppe ____

Gynäkologe ____

Medikamente/ Vorerkrankungen____________________________

____

____

❧ Bemerkungen: ❧

____

____

____

____

____

Schwangerschaft

ET _________________   Mehrlinge ☐

Anzahl der Schwangerschaften (mit dieser) _________

Anzahl der Geburten _________

Besonderheiten/ Risiken:

____

____

____

❦ Bemerkungen: ❦

____

____

____

____

____

____

____

____

____

____

Geburtsort ______________________

☐ Krankenhaus   ☐ Geburtshaus   ☐ Hausgeburt

Anwesende Hebammen/ Ärzte ______________________

____

SSW + Tage ______________________

Geburtsmodus ______________________

Kindslage ______________________

Episiotomie ______________________

Bemerkungen:

____

____

____

____

____

____

____

____

____

Name _________________________ Geschlecht m ☐ w ☐

Geburtsdatum ____________ Geburtszeit ____________

Körpergewicht ____________ Körperlänge ____________

Kopfumfang ____________ APGAR 1'/5'/10' ____________

PH-Wert ____________

Bemerkungen:

____

____

____

____

____

____

____

____

____

____

____

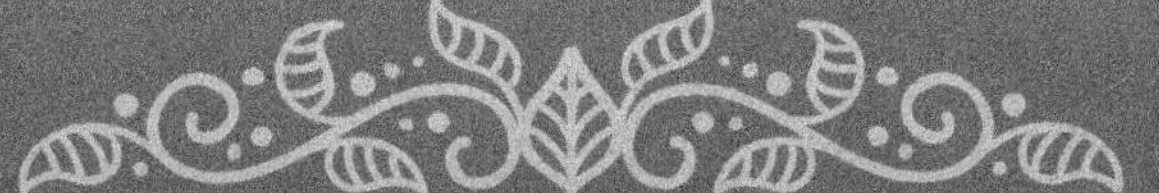

Daten der Mutter

Name _____________________ Geb. Datum _______________

Anschrift ____

Erreichbarkeit ______________________________________

Versicherung ____

Nr. ____

Blutgruppe ____

Gynäkologe ____

Medikamente/ Vorerkrankungen ________________________

____

____

❧ Bemerkungen: ❧

____

____

____

____

____

ET _________________________   Mehrlinge ☐

Anzahl der Schwangerschaften (mit dieser) _________

Anzahl der Geburten   _________

Besonderheiten/ Risiken:

____

____

____

❧ Bemerkungen: ❧

____

____

____

____

____

____

____

____

____

Geburtsort _______________________

☐ Krankenhaus ☐ Geburtshaus ☐ Hausgeburt

Anwesende Hebammen/ Ärzte _______________________

____

SSW + Tage _______________________

Geburtsmodus _______________________

Kindslage _______________________

Episiotomie _______________________

Bemerkungen:

____

____

____

____

____

____

____

____

Name _____________________ Geschlecht m ☐ w ☐

Geburtsdatum _____________ Geburtszeit _____________

Körpergewicht _____________ Körperlänge _____________

Kopfumfang _____________ APGAR 1'/5'/10' _____________

PH-Wert _____________

Bemerkungen:

____

____

____

____

____

____

____

____

____

____

____

Schwangerschaft

ET ___________________   Mehrlinge ☐

Anzahl der Schwangerschaften (mit dieser) _________

Anzahl der Geburten _________

Besonderheiten/ Risiken:

____

____

____

❧ Bemerkungen: ❧

____

____

____

____

____

____

____

____

____

Geburtsort ______________________

☐ Krankenhaus   ☐ Geburtshaus   ☐ Hausgeburt

Anwesende Hebammen/ Ärzte ______________________

____

SSW + Tage ______________________

Geburtsmodus ______________________

Kindslage ______________________

Episiotomie ______________________

Bemerkungen:

____

____

____

____

____

____

____

____

____

Name ________________________ Geschlecht   m ☐   w ☐

Geburtsdatum __________ Geburtszeit ____________

Körpergewicht __________ Körperlänge ____________

Kopfumfang __________ APGAR 1'/5'/10' __________

PH-Wert __________

Bemerkungen:

____

____

____

____

____

____

____

____

____

____

____

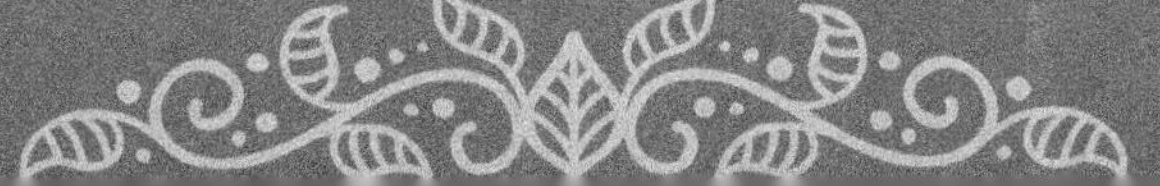

Inhalt und Gestaltung:
Andreas Beck
Breiteweg 24
89143 Blaubeuren